MANUAL

PRIMEROS AUXILIOS EN EL DEPORTE

JAVIER SASTRE DE LA VEGA
RAÚL FERRER PEÑA

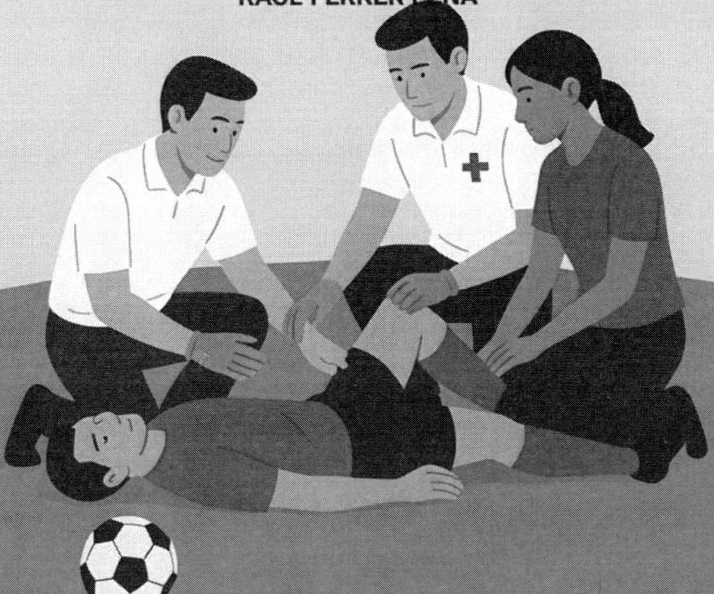

Manual de Primeros Auxilios en el Deporte

Javier Sastre de la Vega y Raúl Ferrer Peña

MANUAL

PRIMEROS AUXILIOS EN EL DEPORTE

JAVIER SASTRE DE LA VEGA
RAÚL FERRER PEÑA

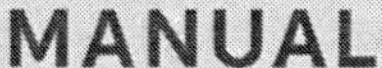

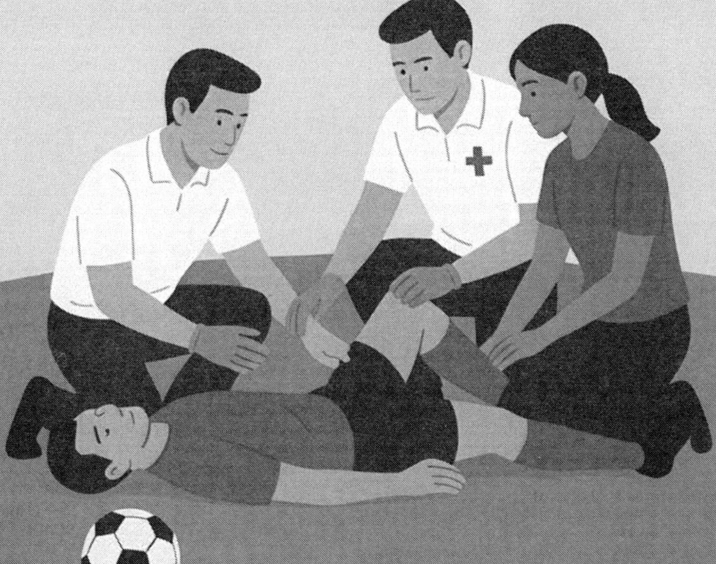

Índice

Prólogo

El Rol del Fisioterapeuta como Primer Interviniente en el Deporte

El presente manual ha sido concebido para el fisioterapeuta deportivo, un profesional con un papel multifacético y fundamental en el ecosistema de la salud atlética. Tradicionalmente asociado a la recuperación y rehabilitación a largo plazo, su posición en el campo de juego lo sitúa a menudo como el primer interviniente ante una emergencia médica o una lesión aguda. Su conocimiento especializado en anatomía, biomecánica y fisiología del movimiento lo convierte en un miembro crítico del personal médico, capacitado no solo para guiar la recuperación de atletas lesionados, sino también para minimizar el riesgo de futuras afecciones.

La práctica de la fisioterapia deportiva trasciende el ámbito de la clínica. Su presencia es indispensable en cada entrenamiento y competición, donde el acceso inmediato a herramientas y conocimientos específicos es vital para una atención eficaz. Mediante evaluaciones de movimiento y análisis biomecánicos, el fisioterapeuta identifica deficiencias y diseña programas de entrenamiento personalizados que actúan como una estrategia de prevención de lesiones. Sin embargo, es en el momento de la urgencia donde su pericia es puesta a prueba de manera inmediata.

La rápida y correcta actuación en el campo de juego es crucial para el bienestar del deportista. Desde un esguince simple hasta un traumatismo craneoencefálico, la respuesta inicial puede determinar el pronóstico a corto, medio y largo plazo. Este manual busca equipar al fisioterapeuta con el conocimiento científico y los protocolos de actuación más actualizados para manejar estas situaciones, actuando con rigor, seguridad y un profundo entendimiento de sus competencias legales y éticas.

Capítulo 1
Fundamentos Éticos y Legales de la Actuación en Emergencias

La actuación del fisioterapeuta en el ámbito de las urgencias deportivas se rige por un marco de competencias, deberes éticos y responsabilidades legales. Comprender estos fundamentos es la base para una práctica profesional segura y eficaz.

1.1. Competencias y Ámbito de Actuación del Fisioterapeuta

A diferencia de un socorrista general, la intervención del fisioterapeuta está respaldada por una titulación universitaria y una colegiación obligatoria, lo que le confiere una autoridad y una responsabilidad únicas. Esta cualificación profesional establece un vínculo directo entre su práctica y el estado de salud de los pacientes, una relación que puede acarrear implicaciones jurídicas.

En el contexto legislativo español, la Ley 10/2013 BOE 177, de 25 de julio, otorga a los fisioterapeutas la capacidad legal de "indicar, usar y autorizar, de forma autónoma la dispensación de medicamentos no sujetos a prescripción médica y de productos sanitarios" relacionados con su profesión. Esta prerrogativa es de gran relevancia en la atención de urgencias, ya que legitima el uso y la administración de materiales de un botiquín básico de primeros auxilios, como analgésicos de venta libre o vendajes. Sin embargo, este derecho conlleva una inmensa responsabilidad. El profesional debe ejercer esta competencia con el más alto grado de juicio clínico, ya que su uso imprudente podría acarrear graves consecuencias legales y disciplinarias.

Tabla 1.1: Implicaciones Legales y Deontológicas en la Actuación de Urgencia

Tipo de Delito o Falta	Descripción	Conducta Profesional Relacionada
Omisión del Deber de Socorro	No prestar auxilio a una persona que se encuentra en peligro, pudiendo hacerlo sin riesgo propio.	No intervenir en una emergencia médica o traumática en el campo de juego.
Negligencia Profesional	Actuación sin la diligencia debida, causando un daño a la víctima.	Aplicar una técnica para la que no se tiene la formación adecuada, causando una lesión adicional.
Delito Imprudente	Actuación imprudente que deriva en una situación lesiva.	Mover a un deportista con sospecha de lesión de columna sin seguir los protocolos de inmovilización.
Denegación de Auxilio (Funcionario Público)	Abstenerse de prestar un auxilio requerido por razón del cargo.	Un fisioterapeuta adscrito a una entidad pública que se niega a atender una emergencia en sus

		funciones.
Intrusismo Profesional	Realizar actos propios de la profesión sin poseer la titulación universitaria y la colegiación necesaria.	No aplica si se es fisioterapeuta titulado. Refuerza la legitimidad de su actuación sobre la de otros no titulados.

1.2. Deberes Éticos y Deontológicos en la Emergencia

El Código de la Deontología de la Fisioterapia Española y los principios éticos generales establecen que la actuación del fisioterapeuta debe centrarse en el bienestar del paciente. Es un deber inherente a la profesión proveer a la población las necesidades en materia de salud, actuando con la misma diligencia y solicitud para todos los individuos sin distinción. En una emergencia, esta obligación es aún más acuciante.

La responsabilidad profesional implica que el fisioterapeuta debe abstenerse de realizar actos para los que no esté debidamente capacitado. Sin embargo, en situaciones de urgencia, la excepción a esta regla se justifica por el deber de auxilio inmediato. Este deber, consagrado en el Código Penal, establece una obligación de actuar para evitar un mal mayor. La inacción ante una emergencia, por tanto, se considera una omisión grave y puede ser sancionada legalmente. El profesional debe, en todo momento, actuar con cautela y conocimiento, sin dejarse llevar por la complacencia o presiones externas que no estén ajustadas a la evidencia científica.

1.3. Negligencia y Responsabilidad Profesional: La Jurisprudencia Aplicada

La responsabilidad profesional del fisioterapeuta se deriva de sus actos y omisiones. La negligencia se define como la falta de la diligencia debida en un acto que se realiza, omitiendo aquellos pasos o atenciones indispensables que se deben conocer, causando un resultado lesivo previsible y evitable. Otros conceptos clave incluyen la imprudencia (actuar sin la cautela necesaria) y la impericia (falta de conocimiento técnico).

La jurisprudencia y los casos de la práctica profesional ilustran las consecuencias de estos actos. Ejemplos comunes de negligencia incluyen la aplicación de movimientos o ejercicios inadecuados, la falta de supervisión de un paciente con movilidad limitada o el uso de aparatos en mal estado. El resultado puede ser un agravamiento del cuadro clínico, la aparición de nuevas lesiones, o incluso daños irreversibles. Las consecuencias legales pueden manifestarse en diferentes vías: la civil (demanda por daños y perjuicios), la administrativa o deontológica (sanción por parte del colegio profesional) y, en casos de lesiones graves, la vía penal.

La actuación diligente del fisioterapeuta es la mejor defensa ante la responsabilidad profesional. Esto implica no solo conocer las técnicas, sino también documentar cada intervención, obtener el consentimiento informado (cuando sea posible) y, lo más importante, tener la humildad de derivar al paciente cuando la situación sobrepasa sus competencias. La inacción ante una situación de peligro, amparándose en la falta de formación, no exime de responsabilidad y, de hecho, puede constituir un delito de omisión del deber de socorro.

Capítulo 2
Evaluación en el Terreno: Del Campo a la Clínica

La correcta evaluación de una lesión deportiva en el campo de juego es un proceso secuencial y sistemático. Se inicia con una evaluación primaria para descartar condiciones que amenacen la vida, seguida de una evaluación secundaria para determinar la naturaleza y el alcance de la lesión.

2.1. Evaluación Primaria: Protocolo ABCDE

La primera prioridad es siempre la seguridad. El protocolo DR ABCDE (por sus siglas en inglés: Danger, Response, Airway, Breathing, Circulation, Disability, Exposure) es el estándar universal para la evaluación de cualquier víctima.

1. Danger (Peligro): Antes de acercarse, el fisioterapeuta debe asegurar la escena, evaluando cualquier riesgo potencial para él mismo o para el deportista (ej. tráfico, campo electrificado, caída de objetos). Las medidas de protección personal, como el uso de guantes, deben ser una prioridad.

2. Response (Respuesta): Se evalúa el nivel de consciencia del deportista mediante la escala AVDI (Alerta, Voz, Dolor, Inconsciente). Si no responde, se debe gritar para pedir ayuda.

3. Airway (Vía Aérea): La prioridad absoluta es asegurar que la vía aérea del deportista esté despejada. Si el deportista

está inconsciente, se debe utilizar la maniobra frentementón, o la tracción mandibular si se sospecha una lesión cervical.

4. Breathing (Respiración): Se debe valorar si la respiración es normal en no más de 10 segundos. Esto se hace mediante el método de "ver, oír y sentir" el movimiento del pecho y el flujo de aire. Si el deportista no respira o su respiración es agónica (jadeos irregulares), se debe iniciar la RCP de inmediato y solicitar un DEA.

5. Circulation (Circulación): Se busca evidencia de hemorragias graves. La presencia de hemorragias externas graves debe ser controlada de inmediato mediante presión directa y firme sobre la herida, preferiblemente con un apósito o paño limpio. Si la presión directa no es suficiente, se pueden utilizar puntos de presión o un torniquete en casos de hemorragias exanguinantes en extremidades.

6. Disability (Incapacidad): Se realiza una evaluación rápida del estado de conciencia del deportista, usando la escala AVDI. También se deben evaluar las pupilas para ver si son iguales y reactivas a la luz, lo que puede indicar una lesión cerebral.

7. Exposure & Environment (Exposición y Entorno): Se debe exponer al deportista para buscar otras lesiones ocultas, siempre manteniendo su privacidad y protegiéndolo de la hipotermia. Es fundamental controlar la temperatura corporal y proteger al deportista de las condiciones ambientales (frío, calor, lluvia).

Tabla 2.1: Banderas Rojas para Lesiones Musculoesqueléticas y de la Columna

Patología Grave Subyacente	Signos y Síntomas de Alarma ("Banderas Rojas")	Acción Recomendada		
Fractura Vertebral	- Dolor vertebral severo tras un traumatismo.	- Deformidad o sensibilidad localizada en la columna.15	- Dolor que se agrava al toser o estornudar.15	Inmovilización espinal y derivación inmediata.
Síndrome de Cauda Equina	- Ciática bilateral.	- Incontinencia urinaria o retención urinaria.47	- Pérdida de sensibilidad en la zona de la ingle y los muslos (anestesia en silla de montar).47	Derivación urgente a un centro médico.
Tumores o Infecciones Óseas	- Dolor óseo que no mejora y que no tiene un origen mecánico.	- Dolor nocturno que no se alivia con el reposo.15	- Síntomas sistémicos: fiebre, malestar general, pérdida de peso inexplicable.16	Derivación a un especialista para un diagnóstico diferencial.

2.2. Evaluación Secundaria: La Puesta en Contexto de la Lesión

Una vez que se han descartado las amenazas a la vida, se procede a una evaluación más detallada de la lesión musculoesquelética. Este proceso es crucial para determinar el diagnóstico provisional y el plan de acción.

1.   Anamnesis (Historial): Se recaba información detallada del deportista, compañeros o testigos. El protocolo de preguntas clave incluye: ¿Quién? (nombre del atleta), ¿Qué? (naturaleza general de la lesión), ¿Cuándo? (fecha y hora), ¿Cómo? (mecanismo específico de la lesión, ej. "me torcí el tobillo") y ¿Dónde? (localización exacta del dolor). Es fundamental preguntar sobre antecedentes de lesiones previas en la misma zona, ya que esto puede influir en la gravedad y el tratamiento.

2.   Inspección y Palpación: La inspección visual busca signos de anormalidad como equimosis, rubor, deformidad o hinchazón. La palpación, realizada con suavidad y de forma sistemática, ayuda a localizar el dolor, identificar crepitaciones, depresiones o la presencia de hematomas. En caso de sospecha de fractura, la palpación es un paso crítico.

3.   Pruebas de Movimiento y Neurológicas: Se evalúa la función articular y muscular. Se realizan pruebas de movimiento activo (el atleta lo hace por sí solo) y pasivo (el fisioterapeuta lo realiza) para determinar el arco de movimiento y la presencia de dolor. Una evaluación neurológica rápida de campo incluye la valoración del estado mental (orientación, memoria), la función motora (movimiento de extremidades), la sensibilidad (tacto, dolor) y los reflejos (si es posible).

2.3. Banderas Rojas ("Red Flags") y Criterios de Derivación Inmediata

El fisioterapeuta debe estar alerta a los signos y síntomas que sugieren una patología grave subyacente que requiere atención médica urgente y no se limita a un tratamiento musculoesquelético. Estas "banderas rojas" actúan como una guía para la derivación inmediata a un centro hospitalario.

Las banderas rojas para lesiones musculoesqueléticas incluyen el dolor vertebral severo, el dolor que no remite con el reposo o que se agrava por la noche, y el dolor asociado a síntomas sistémicos como fiebre, pérdida de peso inexplicable o malestar general, que pueden indicar tumores, infecciones o problemas hematológicos. Para la columna vertebral, la presencia de dolor después de un traumatismo, la deformidad, el dolor al toser o estornudar, y el dolor severo que no cede al acostarse son signos de alarma que sugieren una posible fractura. Un signo particularmente grave es la presencia de síntomas de síndrome de cauda equina, como la ciática bilateral, la debilidad muscular progresiva en ambas piernas, la pérdida de sensibilidad en la zona perianal (anestesia en silla de montar) y la incontinencia urinaria o fecal.

Una derivación inmediata se justifica en caso de inconsciencia, sangrado grave, incapacidad para mover una extremidad, deformidad ósea evidente, dolor severo que no permite soportar peso o síntomas neurológicos progresivos. La actuación diligente del fisioterapeuta no solo reside en tratar, sino también en saber cuándo y cómo derivar de manera segura y oportuna al deportista.

Capítulo 3
Soporte Vital Básico (SVB) y Desfibrilación

El soporte vital básico (SVB) es el conjunto de maniobras que se realizan en la escena de una parada cardiorrespiratoria (PCR) para mantener la oxigenación de los órganos vitales y aumentar las posibilidades de supervivencia hasta la llegada del personal de emergencia. El fisioterapeuta, como primer interviniente, debe dominar estas técnicas.

3.1. Reconocimiento de la Parada Cardiorrespiratoria (PCR)

El primer paso es reconocer una PCR y activar la cadena de supervivencia. Esta cadena, un concepto central en la reanimación, incluye el reconocimiento precoz, la llamada a los servicios de emergencia, la realización de una RCP de alta calidad, la desfibrilación temprana y los cuidados avanzados post-resucitación.

Para un lego o un profesional de la salud, el criterio para iniciar la reanimación es simple: el deportista no responde y no respira normalmente (solo jadea o boquea). Esta evaluación debe ser rápida, no más de 10 segundos. Si el deportista está inconsciente y no respira o no lo hace de manera normal, se debe considerar que ha sufrido una PCR.

3.2. Protocolo de RCP de Alta Calidad (Guías ERC 2021)

Las guías del European Resuscitation Council (ERC) y la American Heart Association (AHA) publicadas en 2021 y 2020, respectivamente, mantienen un énfasis innegable en las compresiones torácicas de alta calidad. La investigación demuestra que la minimización de las interrupciones en las compresiones torácicas es la intervención más importante para mejorar el flujo sanguíneo al cerebro y al corazón, aumentando así las probabilidades de supervivencia.

El protocolo de RCP de alta calidad es el siguiente:

• Compresiones Torácicas: El reanimador debe colocarse al lado del deportista, que debe estar boca arriba sobre una superficie firme. La técnica consiste en presionar fuerte y rápido en el centro del pecho, en la mitad inferior del esternón. La profundidad de las compresiones debe ser de al menos 5 cm, pero no más de 6 cm, a un ritmo de 100 a 120 compresiones por minuto. Es crucial permitir que el tórax se reexpanda por completo después de cada compresión para un llenado cardíaco adecuado.

• Ventilaciones de Rescate: La relación de compresiones torácicas a ventilaciones de rescate es de 30:2 para adultos. Antes de la ventilación, se debe abrir la vía aérea del deportista utilizando la maniobra frente-mentón (o tracción mandibular si se sospecha de lesión cervical). Cada ventilación debe durar aproximadamente 1 segundo y ser suficiente para que el pecho se eleve visiblemente.

3.3. Uso del Desfibrilador Externo Automático (DEA)

El DEA es una herramienta esencial en la cadena de supervivencia, ya que la desfibrilación temprana es la única terapia efectiva para ciertos ritmos de parada cardiaca (fibrilación ventricular y taquicardia ventricular sin pulso).

El procedimiento es intuitivo, ya que el dispositivo está diseñado para ser utilizado por personas con o sin formación médica:

1. Encender el Dispositivo: El primer paso es encender el DEA y seguir las instrucciones de voz.

2. Colocar los Parches: Se colocan los parches adhesivos en el pecho desnudo del deportista, siguiendo las indicaciones ilustradas en los mismos parches. En caso de que el pecho esté mojado o con mucho vello, hay que secarlo o rasurarlo para asegurar una buena adherencia.

3. Analizar el Ritmo: El DEA analizará el ritmo cardíaco. Es crucial no tocar al deportista durante este proceso.

4. Administrar la Descarga: Si el DEA indica que se necesita una descarga, el reanimador debe asegurarse de que nadie esté en contacto con el deportista, presionar el botón de descarga y reanudar las compresiones de inmediato. La reanudación inmediata de la RCP después de la descarga es vital para mantener la perfusión.

La reanimación debe continuar hasta que el deportista muestre signos de vida o hasta que lleguen los servicios de emergencia avanzada.

Tabla 3.1: Resumen de Parámetros de RCP (Guías ERC/AHA 2021)

Parámetro	Detalle	Justificación
Ritmo de Compresiones	100-120 por minuto	Aumenta el flujo sanguíneo cerebral y miocárdico.

Profundidad de Compresiones	5-6 cm en adultos	Garantiza una perfusión adecuada de los órganos vitales.
Relación Compresiones/Ventilaciones	30:2	Equilibrio óptimo entre el flujo sanguíneo y la oxigenación.
Reexpansión del Tórax	Completa después de cada compresión	Permite el llenado completo del corazón y maximiza la efectividad de la siguiente compresión.
Interrupciones	Minimizadas, <10 segundos para ventilaciones	Las interrupciones reducen drásticamente la perfusión y las posibilidades de supervivencia.

Capítulo 4
Manejo Inicial de Lesiones Musculoesqueléticas

El manejo de las lesiones musculoesqueléticas agudas ha evolucionado significativamente en la última década, pasando de protocolos pasivos a enfoques que promueven la recuperación activa.

4.1. Del RICE al PEACE & LOVE: Un Cambio de Paradigma

Durante décadas, el protocolo RICE (por sus siglas en inglés: **R**eposo, **I**ce -hielo-, **C**ompression -compresión- y **E**levation -elevación-) fue el estándar de oro para el tratamiento de lesiones agudas, como los esguinces y las distensiones. Sin embargo, la investigación moderna ha cuestionado el valor del reposo total, demostrando que puede causar atrofia muscular y debilidad. Esto dio paso al protocolo PRICE (añadiendo

Protection -protección-) y, más recientemente, al enfoque holístico **PEACE & LOVE**.

El protocolo **PEACE & LOVE**, propuesto en 2019, es un marco actualizado para el tratamiento de lesiones de tejidos blandos. Se centra en el papel activo del deportista y limita el uso de antiinflamatorios.

- **P (Protection):** Proteger la zona lesionada, deteniendo la actividad y evitando movimientos que causen dolor.
- **E (Elevation):** Elevar la extremidad por encima del nivel del corazón para reducir el edema.
- **A (Avoid Anti-inflammatories):** Evitar los antiinflamatorios no esteroideos (AINE) ya que pueden interferir en la cicatrización.
- **C (Compression):** Aplicar compresión para limitar la hinchazón.
- **E (Education):** Educar al paciente sobre su lesión y la importancia de un manejo activo.
- **L (Load):** Aplicar carga progresiva para estimular la curación y la recuperación funcional.
- **O (Optimism):** Mantener una actitud optimista, ya que factores psicológicos influyen en la recuperación.
- **V (Vascularisation):** Realizar ejercicio ligero de forma temprana para mejorar la circulación.
- **E (Exercise):** Incorporar ejercicio adaptado para recuperar la fuerza y la movilidad.

4.2. Técnicas Básicas de Inmovilización en el Campo

La inmovilización de una lesión aguda tiene como objetivo primordial limitar el movimiento en la zona afectada para evitar que se agrave. El material de investigación destaca la importancia de elevar la extremidad y aplicar un vendaje compresivo. Es crucial que el vendaje se aplique con una tensión homogénea, sin dejar pliegues que puedan causar isquemia localizada, y siempre desde la zona más distal (más alejada del corazón) a la más proximal (más cercana).

Tabla 4.1: Comparación de Protocolos para el Manejo de Lesiones Agudas

Protocolo	Elementos	Justificación de los Componentes	Evolución y Crítica
RICE	Reposo, Ice (hielo), Compression (compresión), Elevation (elevación).	El reposo se creía necesario para la cicatrización. El hielo y la compresión buscan reducir la inflamación y el dolor.	La investigación ha demostrado que el reposo absoluto es perjudicial para la biomecánica del tejido.
PRICE	Protection (protección), Reposo, Ice, Compression, Elevation.	Se añade la protección para limitar el movimiento de la extremidad lesionada.	Mantiene la desventaja del reposo prolongado, que puede conducir a la atrofia muscular.

POLICE	**P**rotection, **O**ptimal **L**oad (carga óptima), **I**ce, **C**ompression, **E**levation.	Reemplaza el reposo absoluto por una carga controlada que estimula la curación y la recuperación funcional del tejido.	Es el método más actualizado y eficaz para el manejo de lesiones agudas, al permitir la rehabilitación progresiva desde el inicio.
PEACE & LOVE	**P**rotection, **E**levation, **A**void anti-inflammatories, **C**ompression, **E**ducation & **L**oad, **O**ptimism, **V**ascularisation, **E**xercise.	Fomenta un enfoque activo, limita el uso de AINE y destaca la importancia de la educación y el bienestar psicológico.	El marco más moderno que considera todos los aspectos de la recuperación, física y psicológica.

Capítulo 5
Tratamiento de Urgencia de Esguinces y Luxaciones

Los esguinces y las luxaciones son dos de las lesiones más comunes en el deporte. Su manejo de emergencia requiere un conocimiento específico de los protocolos de actuación y las limitaciones de la práctica profesional.

5.1. Evaluación y Manejo de Esguinces

Un esguince es una lesión de los ligamentos que conectan los huesos de una articulación. Se clasifican en grados I, II o III, dependiendo de la gravedad del estiramiento o desgarro del ligamento. El manejo inicial sigue los principios de los protocolos modernos como PEACE & LOVE o POLICE. La aplicación de hielo se recomienda de forma discontinua, protegiendo la piel con un paño para evitar quemaduras por frío.

El vendaje funcional es una técnica clave en el tratamiento de esguinces, ya que proporciona una inmovilización selectiva y relativa que estabiliza la articulación sin restringir completamente la movilidad. Esto permite una recuperación funcional más rápida. En el caso del tobillo, la técnica de vendaje con tape rígido requiere la colocación de tiras de anclaje, seguidas de tiras en estribo que se superponen para cubrir los maléolos. El tobillo debe mantenerse en una posición de 90 grados durante la aplicación para asegurar la tensión correcta. Un vendaje bien colocado debe quedar sin arrugas y adherirse bien a la piel para cumplir su función, limitando el movimiento y reduciendo el edema.

5.2. Manejo de Urgencia de Luxaciones

Una luxación es el desplazamiento completo o parcial de un hueso de su articulación. Los signos clínicos son evidentes: dolor intenso, deformidad de la articulación e incapacidad para moverla. A menudo, esta lesión viene acompañada de daños en los vasos sanguíneos, nervios y ligamentos.

El protocolo para una luxación es claro: el fisioterapeuta, en el ámbito deportivo, debe **limitarse a la inmovilización de la articulación y la derivación inmediata a un centro médico**. La reducción de la luxación es un acto médico que, en caso de ser realizado por personal no capacitado, podría causar un daño irreversible a las estructuras neurovasculares y a los tejidos blandos circundantes. La inmovilización inicial tiene como objetivo primordial aliviar el dolor, prevenir la rigidez articular y evitar la pérdida de masa muscular durante la fase de espera.

Tabla 5.1: Criterios de Actuación en Esguinces vs. Luxaciones

Característica	Esguince	Luxación
Definición	Lesión de los ligamentos por estiramiento o desgarro.	Desplazamiento completo o parcial de un hueso fuera de su articulación.
Signos Clínicos	Dolor, hinchazón, dificultad para moverse.	Dolor intenso, deformidad evidente, inmovilidad de la articulación.
Protocolo de Manejo	Protocolo PEACE & LOVE o POLICE para reducir dolor e inflamación.	Inmovilización inmediata y derivación. El fisioterapeuta **no** debe intentar la reducción.
Técnica de Inmovilización	Vendaje funcional para limitar el movimiento selectivo y permitir la movilidad funcional.	Vendaje improvisado o cabestrillo para inmovilización total y segura hasta la atención médica.

Capítulo 6
Manejo de Fracturas, Heridas y Hemorragias

Las fracturas, heridas abiertas y hemorragias son lesiones traumáticas que requieren una atención inicial diferencial y un juicio clínico agudo para evitar complicaciones.

6.1. Reconocimiento y Abordaje de Fracturas

Una fractura se define como una ruptura en un hueso. Los signos de una fractura son a menudo obvios: dolor insoportable, deformidad visible y la incapacidad de mover o soportar peso sobre la extremidad afectada. El manejo de una fractura depende de si la piel está intacta (fractura cerrada) o si el hueso ha perforado la piel (fractura expuesta).

- **Fractura Cerrada:** La prioridad es la inmovilización inmediata de la zona lesionada para evitar el movimiento de los fragmentos óseos, lo que podría dañar nervios o vasos sanguíneos circundantes. Se puede utilizar una férula o vendaje, y se recomienda la elevación de la extremidad para reducir la hinchazón y el dolor.
- **Fractura Expuesta:** Esta es una emergencia médica

que requiere una atención especializada. El protocolo es diferente: la prioridad es el control de la hemorragia y la prevención de la infección. Se debe cubrir la herida con el material estéril más limpio disponible y aplicar presión para detener el sangrado. Es vital no intentar alinear el miembro fracturado, ya que esto podría provocar un daño tisular adicional o complicar la infección. La aplicación de hielo está contraindicada en este caso para evitar contaminación.

6.2. Control de Hemorragias y Heridas Abiertas

Las hemorragias, ya sean de heridas abiertas o de traumatismos internos, pueden comprometer la vida del deportista. El principio de actuación más importante es detener el sangrado lo antes posible.

1. **Presión Directa:** Es el método más eficaz. Usando guantes, aplicar una gasa estéril o un paño limpio directamente sobre la herida y presionar de forma firme y constante. Mantener la presión durante al menos 10-15 minutos sin levantar el apósito.
2. **Elevación:** Si la herida está en una extremidad, elevarla por encima del nivel del corazón mientras se mantiene la presión directa para reducir el flujo sanguíneo.
3. **Torniquete:** Es el último recurso, reservado para hemorragias exanguinantes en extremidades que no se

pueden controlar de otra manera y que ponen en peligro la vida. Se debe anotar la hora de aplicación y nunca debe aflojarse una vez puesto.

Para heridas abiertas menores, como contusiones o abrasiones, la limpieza inicial es crucial para prevenir la infección. Se recomienda limpiar la herida con agua y jabón suave sin frotar, y luego aplicar un apósito estéril para limitar la exposición al exterior. El uso de alcohol, agua oxigenada o yodo dentro de la herida no es recomendable, ya que puede dañar el tejido.

Tabla 6.1: Manejo de Fracturas: Cerradas vs. Expuestas

Tipo de Fractura	Principio de Actuación	Protocolo	Precauciones Específicas
Fractura Cerrada	Inmovilización para prevenir más daño.	Aplicar hielo, inmovilizar y elevar.	No mover la extremidad de forma brusca.
Fractura Expuesta	Control de hemorragia y prevención de infección.	Llamar a emergencias, cubrir la herida con un apósito estéril y aplicar presión.	**No** intentar alinear la extremidad. **No** aplicar hielo directamente sobre la herida.

Capítulo 7
Emergencias de Cabeza y Columna Vertebral

Las lesiones de cabeza y columna vertebral son las más graves en el deporte. Su manejo de emergencia requiere un conocimiento de los protocolos específicos y una gran precaución, ya que una mala actuación puede tener consecuencias fatales o irreversibles.

7.1. Reconocimiento y Evaluación de la Conmoción Cerebral

Una conmoción cerebral es una lesión cerebral traumática causada por un movimiento brusco del cerebro dentro del cráneo, lo que puede provocar un daño neurológico temporal. Los síntomas pueden variar ampliamente y aparecer horas o incluso días después de la lesión. Incluyen dolor de cabeza, confusión, mareos, náuseas, visión borrosa, sensibilidad a la luz y dificultad para concentrarse o recordar eventos (amnesia).

El fisioterapeuta debe utilizar una herramienta estandarizada para evaluar la conmoción cerebral en el campo. El SCAT6 (*Sport Concussion Assessment Tool 6*) es una herramienta validada para profesionales de la salud que ayuda a guiar el diagnóstico. El SCAT6 no debe usarse de forma aislada para diagnosticar una conmoción, ya que un deportista puede tener una conmoción incluso si el resultado del test es "normal". La decisión de retirar a un deportista del juego es la prioridad. Cualquier deportista con sospecha de conmoción cerebral debe ser retirado inmediatamente del juego y no debe volver a jugar ese día.

Se debe llamar a una ambulancia o derivar al deportista a un hospital si presenta alguna de las siguientes banderas rojas: convulsiones, pérdida de conciencia, deterioro del estado de alerta, vómitos repetidos, sangrado del oído o la nariz, o síntomas neurológicos progresivos.

7.2. Inmovilización Espinal

La inmovilización de la columna vertebral se justifica cuando existe la sospecha de una lesión grave en la columna cervical o toracolumbar, especialmente en traumatismos de alta energía, caídas desde gran altura o en caso de síntomas neurológicos. Mover a una persona con una fractura de cuello puede causar parálisis permanente o la muerte. Por lo tanto, el principio fundamental es no mover al deportista a menos que sea absolutamente necesario.

El protocolo de inmovilización espinal requiere de un equipo bien entrenado. Los pasos clave incluyen:

- **Estabilización Manual:** Un interviniente debe sujetar la cabeza del deportista de forma manual, manteniendo la columna cervical en una posición neutral y alineada.

- **Colocación del Collarín:** Se coloca un collarín cervical rígido, pero este por sí solo no garantiza una inmovilización completa y debe complementarse con la estabilización manual u otros dispositivos.

- **Uso de Dispositivos:** El deportista debe ser movilizado en bloque, con el tronco, la cabeza y el cuello como una sola entidad, para ser colocado sobre una camilla de cuchara o un tablero espinal, que proporcionan un soporte total para el transporte.

7.3. La Retirada del Casco

La retirada de un casco, ya sea de un ciclista o un jugador de fútbol americano, es una maniobra de alto riesgo que solo debe ser realizada por personal entrenado y en circunstancias muy específicas, como una obstrucción de la vía aérea o para realizar una RCP. El procedimiento requiere de dos reanimadores y una comunicación constante.

El procedimiento implica que un reanimador se sitúe en la cabecera del deportista, asumiendo la estabilización de la cabeza. El segundo reanimador se sitúa a un lado y procede a desatar o cortar la cinta del casco. Mientras el reanimador de la cabecera retira el casco con cuidado, el segundo reanimador debe mantener la inmovilización del cuello. La maniobra debe ser fluida y sin forzar, evitando la hiperextensión brusca del cuello. Una vez retirado el casco, se asume la inmovilización manual completa de la cabeza.

Tabla 7.1: Algoritmo de Actuación ante un Atleta con Sospecha de Conmoción

Paso	Descripción	Criterios para Progresión
1. Reconocer y Retirar	Reconocer signos de conmoción (aturdimiento, confusión). Retirar al deportista del juego de inmediato.	Criterio simple: sospecha de conmoción = remoción inmediata.
2. Evaluación de Campo	Usar una herramienta estandarizada como el SCAT6 para evaluar síntomas, memoria y equilibrio.	Ausencia de banderas rojas. La evaluación debe ser realizada por un profesional.
3. Descanso Re-	El deportista debe descansar física y	Ausencia de síntomas durante un mínimo de 24 ho-

lativo	mentalmente. Evitar la escuela, la lectura, el uso de computadoras y videojuegos hasta que los síntomas desaparezcan.	ras.
4. Retorno Gradual al Deporte (RTP)	Se inicia un protocolo de progresión gradual que va desde ejercicio aeróbico ligero hasta el entrenamiento específico del deporte, y finalmente el juego competitivo.	No se debe pasar a la siguiente etapa hasta que todos los síntomas se hayan resuelto en la etapa previa.

Capítulo 8
Urgencias Médicas Comunes en el Deporte

El fisioterapeuta debe estar preparado para afrontar emergencias médicas no traumáticas que pueden ocurrir durante la práctica deportiva, como el golpe de calor, la hipotermia y las crisis de asma o epilepsia.

8.1. Desórdenes Térmicos: Golpe de Calor e Hipotermia

- **Golpe de Calor:** Es una emergencia médica grave, potencialmente fatal. Se caracteriza por una temperatura corporal superior a los 40 °C, piel caliente, roja y seca, y una alteración del estado mental, que puede incluir confusión o convulsiones. El protocolo de actuación es simple y directo: llamar inmediatamente a emergencias, trasladar al deportista a un lugar fresco, retirarle la ropa exterior y refrescarlo activamente con compresas frías en el cuello, axilas e ingles. Si el deportista pierde el conocimiento, hay que tumbarlo con las piernas flexionadas y llamar al 112 inmediatamente.
- **Hipotermia:** Ocurre cuando la temperatura corporal desciende por debajo de los 35 °C. Los síntomas progresan de escalofríos y obnubilación a confusión, lenti-

tud en la respiración y el pulso. El tratamiento se enfoca en el recalentamiento. En casos leves, se utiliza el recalentamiento pasivo (retirar la ropa mojada y cubrir al deportista con mantas). En casos moderados o graves, se requiere el recalentamiento activo del tronco, evitando el recalentamiento de las extremidades para prevenir un colapso cardiovascular súbito.

8.2. Crisis Asmáticas y Epilépticas

- **Crisis Asmática:** La broncoconstricción inducida por el ejercicio es una causa común de síntomas en deportistas con asma. La tos, las sibilancias, la falta de aire y la opresión en el pecho son síntomas típicos. El fisioterapeuta debe estar familiarizado con el plan de acción del deportista y el uso de su medicación de rescate, generalmente un broncodilatador de acción rápida como el salbutamol. El deportista puede usar el inhalador hasta tres veces con intervalos de 20 minutos. La ayuda médica debe buscarse si los síntomas no mejoran después de usar el inhalador o si la dificultad respiratoria empeora rápidamente.
- **Crisis Epiléptica:** La epilepsia no es una contraindicación para la práctica deportiva; de hecho, la actividad física puede ser beneficiosa. Los primeros auxilios durante una convulsión se centran en la protección del deportista:.

- ○ Mantener la calma y tomar el tiempo de la crisis.
- ○ Alejar objetos peligrosos y colocar algo suave bajo la cabeza.
- ○ Acostar al deportista de lado para evitar atragantamiento.
- ○ **No** sujetar a la persona ni introducir nada en su boca.

Se debe llamar a emergencias si la convulsión dura más de 5 minutos, si ocurre en el agua, si el deportista no vuelve a su estado habitual o si es la primera vez que la sufre..70

Tabla 8.1: Protocolo de Actuación para Urgencias Médicas Comunes

Urgencia Médica	Síntomas Clave	Protocolo de Primeros Auxilios	Criterios para Llamar a Emergencias
Golpe de Calor	Tª > 40°C, piel roja, caliente y seca, alteración mental.	Trasladar a un lugar fresco, retirar la ropa, aplicar compresas frías y dar agua a pequeños sorbos si está consciente.	Inmediatamente ante la sospecha de golpe de calor.
Hipotermia	Escalofríos, confusión, lentitud en	Quitar la ropa mojada, cubrir con	Si la temperatura corporal es Tª<

	la respiración.	mantas secas. En casos graves, recalentar el tronco.	32ºC, inestabilidad cardiovascular o inconsciencia.
Crisis Asmática	Tos, sibilancias, opresión en el pecho.	Mantener la calma, sentar al deportista, ayudarlo a usar su inhalador de rescate.	Si no hay mejora tras 3 dosis de inhalador o si la respiración empeora.
Crisis Epiléptica	Convulsiones, pérdida de conciencia.	Proteger al deportista de lesiones, colocarlo de lado, no sujetarlo.	Si dura más de 5 minutos, si es la primera vez o si ocurre en el agua.

Capítulo 9
Abordaje de Lesiones Articulares Específicas

Este capítulo se enfoca en las lesiones agudas de las articulaciones más vulnerables en el deporte, proporcionando pautas de evaluación y técnicas de vendaje funcional.

9.1. Lesiones de Rodilla: LCA, LCL y LCM

Las lesiones de ligamentos en la rodilla son frecuentes en deportes de contacto y de pivotaje. El fisioterapeuta debe reconocer los mecanismos lesionales típicos, como el estrés en valgo que afecta al ligamento colateral medial (LCM).

El vendaje funcional es una herramienta crucial para proporcionar estabilidad y apoyo a los ligamentos lesionados, permitiendo una movilidad limitada y funcional. Para el vendaje de rodilla, se utilizan tiras de anclaje en el muslo y la pierna, con tiras de tape rígido o elástico que se superponen para reforzar el ligamento afectado. Se recomienda mantener la rodilla con una ligera flexión durante el vendaje para una mejor adaptabilidad y función. La colocación de las tiras dependerá del ligamento lesionado, como la técnica en estrella para el ligamento colateral lateral (LCL). El conocimiento de la anatomía y la biomecánica es esencial para la correcta aplicación.

9.2. Lesiones de Hombro y Muñeca

Las luxaciones y subluxaciones de hombro son lesiones comunes, especialmente en deportes que implican caídas o movimientos por encima de la cabeza. La evaluación debe ser cuidadosa, y el protocolo de manejo es el mismo que para cualquier luxación: inmovilización inmediata de la articulación y derivación a un centro médico. Un cabestrillo improvisado o un vendaje es una técnica simple y eficaz para mantener el hombro en una posición segura durante la espera de la atención médica.

Las lesiones de muñeca, como los esguinces o las fracturas, también requieren una evaluación meticulosa. La inmovilización con un vendaje circular o en "ocho" es una técnica útil para limitar el movimiento y reducir la hinchazón.

Tabla 9.1: Técnicas de Vendaje Funcional Específicas

Articulación	Lesión Común	Técnica de Vendaje Funcional	Justificación
Tobillo	Esguince de ligamento lateral ex-	Colocar tiras de anclaje, seguidas	Proporciona una inmovilización selec-

	terno.	de tiras en estribo que se superponen al 50%. Mantener el tobillo en 90º.	tiva para el ligamento lesionado, permitiendo una movilidad funcional.
Rodilla	Lesiones del LCL o LCM.	Colocar anclajes en el muslo y la pierna. Las tiras de refuerzo se aplican en dirección al ligamento afectado, con la rodilla en ligera flexión.	Proporciona estabilidad a la articulación, protegiendo el ligamento sin restringir completamente el movimiento.
Hombro	Luxación o subluxación.	Vendaje o cabestrillo improvisado.	Mantiene la articulación en una posición segura y cómoda, reduciendo el dolor y evitando que se agrave la lesión.

Capítulo 10
Del Manejo Agudo al Retorno al Juego (RTP)

El rol del fisioterapeuta no termina con la atención inicial de la urgencia. Su visión holística del bienestar del deportista se extiende a la readaptación y la prevención, asegurando un regreso seguro y óptimo a la actividad deportiva.

10.1. El Proceso de Readaptación Funcional

La readaptación funcional es un proceso estructurado y progresivo que busca restablecer la fuerza, la flexibilidad, el equilibrio y la coordinación después de una lesión. Los fisioterapeutas diseñan programas individualizados, que a menudo comienzan con movimientos lineales controlados y progresan a ejercicios multidireccionales y tareas específicas del deporte.

La evaluación es un proceso continuo que utiliza pruebas funcionales (ej. salto a una pierna, *squat jump*) y tecnología de vanguardia para medir la simetría de fuerza y la calidad del movimiento. La capacidad del fisioterapeuta para interpretar estos datos objetivos es crucial para tomar decisiones informadas sobre la progresión del programa de rehabilitación.

10.2. Criterios para el Retorno al Deporte (RTP)

La decisión de permitir que un deportista regrese a la competición es una de las más críticas. El retorno precipitado aumenta drásticamente el riesgo de recidiva o de una lesión más grave. La evidencia sugiere que la decisión de retorno no debe basarse únicamente en criterios físicos, sino que también debe considerar la disposición psicológica del deportista.

- **Criterios Físicos:** Se debe evaluar la fuerza, el rango de movimiento, el control neuromuscular y la ausencia de dolor.
- **Consideraciones Psicológicas:** El deportista debe sentir confianza y seguridad en la zona lesionada. La evaluación debe incluir entrevistas para valorar la disposición cognitivo-emocional y la ansiedad ante el retorno. Un regreso sin una adecuada preparación mental puede llevar a un rendimiento subóptimo o a una re-lesión.

10.3. Prevención de Recidivas y Promoción de la Salud

El fisioterapeuta es un agente de cambio en la prevención de lesiones. El análisis del mecanismo lesional inicial permite identificar factores de riesgo biomecánicos o de sobrecarga, como una técnica de carrera incorrecta, desequilibrios musculares o el uso de equipo inadecuado.

Las estrategias de prevención recomendadas incluyen:

- **Fortalecimiento del Núcleo (*Core*):** Un núcleo fuerte es esencial para la estabilidad de la columna vertebral y la prevención de lesiones.
- **Mejora de la Flexibilidad y la Movilidad:** Los ejercicios de estiramiento y la terapia manual ayudan a reducir la tensión muscular y a mejorar la eficiencia del movimiento.
- **Educación:** El fisioterapeuta debe educar al deportista sobre la importancia de un calentamiento adecuado, el uso de calzado y equipo correctos, la hidratación y la necesidad de escuchar al cuerpo para evitar el sobreesfuerzo.

Tabla 10.1: Proceso de Retorno al Deporte (RTP)

Fase	Objetivo Principal	Ejemplos de Actividades	Criterios para la Progresión
Fase 1: Curación Inicial	Proteger el tejido lesionado y controlar el dolor y la inflamación (POLICE).	Reposo relativo, ejercicios isométricos, movilidad controlada.	Reducción significativa del dolor y la inflamación.
Fase 2: Retorno a la	Restaurar la fuerza, la flexibilidad y el rango	Ejercicios de fortalecimiento progresivo, terapia manual,	Simetría de fuerza > 85%, rango de movi-

Fuerza	de movimiento.	estiramientos.	miento completo.
Fase 3: Readaptación en el Campo	Reintroducir movimientos específicos del deporte y el control neuromuscular.	Movimientos lineales, *drills* de agilidad, sprints cortos y ejercicios de cambio de dirección.	Buena calidad de movimiento, sin dolor, sin signos de hinchazón.
Fase 4: Retorno Total	Participación completa en entrenamientos y competición con equipo.	Sesiones de entrenamiento completas con contacto o alta intensidad.	Criterios físicos y psicológicos (confianza, seguridad) cumplidos.

Capítulo 11
Prevención de Lesiones y Readaptación Funcional

El rol del fisioterapeuta no termina con la atención inicial de la urgencia. Su visión holística del bienestar del deportista se extiende a la readaptación y la prevención, asegurando un regreso seguro y óptimo a la actividad deportiva.

11.1. Estrategias Integrales para la Prevención de Lesiones

La prevención es la intervención más efectiva en el deporte. Se trata de un enfoque multifactorial que va más allá de la clínica, incluyendo la planificación del entrenamiento, la nutrición, la hidratación y el uso de equipamiento adecuado.

- **Preparación Física:** Un calentamiento bien estructurado es fundamental. Debe incluir una fase general (5-10 minutos de actividad cardiovascular ligera) y una fase específica (ejercicios dinámicos que imiten los movimientos del deporte). Es esencial también incluir un enfriamiento y estiramientos al finalizar, así como un entrenamiento de fuerza equilibrado, prestando atención a la musculatura del core.

- **Hidratación, Nutrición y Descanso:** La deshidratación aumenta el riesgo de calambres musculares y agotamiento por calor. Una dieta equilibrada y un descanso adecuado son cruciales para la recuperación muscular y la prevención de lesiones por sobrecarga.

- **Equipamiento y Entorno:** Es vital usar el calzado deportivo apropiado y equipo de protección homologado. Las superficies de juego deben ser seguras y las instalaciones deben mantenerse en óptimas condiciones.

11.2. El Proceso de Readaptación Funcional y Retorno al Juego (RTP)

La readaptación funcional es un proceso estructurado y progresivo que busca restablecer la fuerza, la flexibilidad, el equilibrio y la coordinación después de una lesión. El fisioterapeuta es clave para diseñar programas individualizados, que a menudo comienzan con movimientos lineales controlados y progresan a ejercicios multidireccionales y tareas específicas del deporte.

La decisión de permitir que un deportista regrese a la competición es una de las más críticas. No debe basarse solo en criterios físicos (fuerza, rango de movimiento, ausencia de dolor), sino que también debe considerar la disposición psicológica del deportista. La evaluación debe incluir entrevistas para valorar la confianza y la seguridad del deportista en la zona lesionada, ya que un regreso precipitado aumenta drásticamente el riesgo de recidiva.

Tabla 11.1: Proceso de Retorno al Deporte (RTP)

Fase	Objetivo Principal	Ejemplos de Actividades	Criterios para la Progresión
Fase 1: Curación Inicial	Proteger el tejido lesionado y controlar el dolor y la inflamación (PEACE & LOVE).	Reposo relativo, ejercicios isométricos, movilidad controlada.	Reducción significativa del dolor y la inflamación.
Fase 2: Retorno a la Fuerza	Restaurar la fuerza, la flexibilidad y el rango de movimiento.	Ejercicios de fortalecimiento progresivo, terapia manual, estiramientos.	Simetría de fuerza > 85%, rango de movimiento completo.
Fase 3: Readaptación en el Campo	Reintroducir movimientos específicos del deporte y el control neuromuscular.	Movimientos lineales, *drills* de agilidad, sprints cortos y ejercicios de cambio de dirección.	Buena calidad de movimiento, sin dolor, sin signos de hinchazón.
Fase 4: Retorno Total	Participación completa en entrenamientos y competición con equipo.	Sesiones de entrenamiento completas con contacto o alta intensidad.	Criterios físicos y psicológicos (confianza, seguridad) cumplidos.

Capítulo 12
Organización y Protocolos de Seguridad

Una correcta organización y la implementación de protocolos de seguridad son esenciales para que la atención de emergencias en el deporte sea eficaz y segura.

12.1. Plan de Emergencia y Botiquín Deportivo

Todo club o instalación deportiva debe contar con un plan de emergencia claro y conciso. Este plan debe incluir la ubicación de los botiquines y los desfibriladores (DEA), así como las rutas de evacuación y los puntos de encuentro con los servicios de emergencia. Se recomienda realizar simulacros de emergencia al menos dos veces al año para que todos los implicados sepan cómo actuar.

Un botiquín deportivo esencial debe estar adaptado al tipo de deporte, al número y edad de los deportistas, e incluir varios módulos.

- **Módulo de Bioseguridad:** Guantes de nitrilo, mascarillas para RCP y bolsas de desecho.
- **Módulo de RCP:** Mascarilla con válvula unidireccional, toallitas para secar el tórax y rasurador desechable.
- **Módulo de Hemorragias y Heridas:** Gasas estériles,

vendas elásticas, apósitos de compresión y solución salina estéril.
- **Módulo de Trauma e Inmovilización:** Férulas moldeables, cabestrillos triangulares, tablillas para dedos y mantas térmicas.

12.2. Comunicación, Confidencialidad y Registro

Una comunicación clara y precisa es fundamental en una emergencia. Se debe designar a un responsable para que llame al 112 y comunique la ubicación exacta, el número de afectados, el mecanismo de la lesión, el estado de la persona y si hay un DEA disponible.

La información personal y médica obtenida durante la atención es confidencial y solo debe ser divulgada al personal sanitario. Después del incidente, es vital registrar lo sucedido (hora, inicio de RCP, número de descargas, etc.) para su posterior análisis y mejora de los protocolos.

12.3. La Preparación Continua: Formación y Tecnología

El fisioterapeuta, junto con entrenadores y deportistas, debe recibir formación continua en RCP y uso del DEA cada 1-2 años. La tecnología, como las aplicaciones que localizan los desfibriladores (ej. App Ariadna en España), es una herramienta valiosa que debe ser conocida y utilizada.

Promover una cultura de seguridad deportiva, donde la salud del deportista se priorice por encima del resultado, es el pilar de un entorno seguro y saludable para todos.

Apéndice:
Referencias Bibliográficas

Ballesteros-Peña, S., Fernández-Aedo, I., Pérez-Urdiales, I., García-Azpiazu, Z., & Unanue-Arza, S. (2016). Conocimientos y actitudes de la población general hacia los desfibriladores externos automáticos. *Medicina Intensiva, 40*(2), 75–83. https://doi.org/10.1016/j.medin.2015.10.004 medintensiva.org

Dubois, B., & Esculier, J.-F. (2020). Soft-tissue injuries simply need PEACE and LOVE. *British Journal of Sports Medicine, 54*(2), 72–73. https://doi.org/10.1136/bjsports-2019-101253 PubMed+1

Echemendia, R. J., Makdissi, M., Davis, G. A., McCrea, M., Broshek, D. K., Putukian, M., … Schneider, K. J. (2023). Sport Concussion Assessment Tool 6 (SCAT6). *British Journal of Sports Medicine, 57*(11), 622–631. https://doi.org/10.1136/bjsports-2023-106898 PubMed

International League Against Epilepsy (ILAE). (2023). *Stop stigma, start exercising: How clinicians can encourage people with epilepsy to engage in physical activity.* Epigraph, 25(1), 14–20. International League Against Epilepsy

Klain, A., Ferrante, G., Ciprandi, G., … Licari, A. (2022). Exercise-induced bronchoconstriction in children. *Frontiers in Medicine, 9*, 814976. https://doi.org/10.3389/fmed.2021.814976 Frontiers

MacAuley, D. C. (2001). Ice therapy: How good is the evidence? *International Journal of Sports Medicine, 22*(5), 379–384. https://doi.org/10.1055/s-2001-15656 Thieme

Malewska-Kaczmarek, K., Jerzyńska, J., Stelmach, W., Stelmach, I., & Majak, P. (2022). Adolescent athletes at risk of exercise-induced bronchoconstriction: A result of training or pre-existing asthma? *International*

Journal of Environmental Research and Public Health, 19(15), 9119. https://doi.org/10.3390/ijerph19159119 Mayo Clinic+1

Perkins, G. D., Gräsner, J.-T., Semeraro, F., Olasveengen, T., Soar, J., Lott, C., … Nolan, J. P. (2021). European Resuscitation Council Guidelines 2021: Executive summary. *Resuscitation, 161*, 1–60. https://doi.org/10.1016/j.resuscitation.2021.02.003 PubMed+1

Pigakis, K. M., Balomenaki, E., Grekas, D., Konoglou, M., & Kontopodis, N. (2022). Exercise-induced bronchospasm in elite athletes. *Cureus, 14*(1), e20898. https://doi.org/10.7759/cureus.20898 British Journal of Sports Medicine

Stiell, I. G., Wells, G. A., Vandemheen, K. L., Clement, C. M., Lesiuk, H., De Maio, V. J., … Worthington, J. (2001). The Canadian C-Spine Rule for radiography in alert and stable trauma patients. *JAMA, 286*(15), 1841–1848. https://doi.org/10.1001/jama.286.15.1841 PubMed+1

Stiell, I. G., Clement, C. M., McKnight, R. D., Brison, R., Schull, M. J., Rowe, B. H., … Wells, G. A. (2003). The Canadian C-Spine Rule versus the NEXUS low-risk criteria in patients with trauma. *The New England Journal of Medicine, 349*(26), 2510–2518. https://doi.org/10.1056/NEJMoa031375

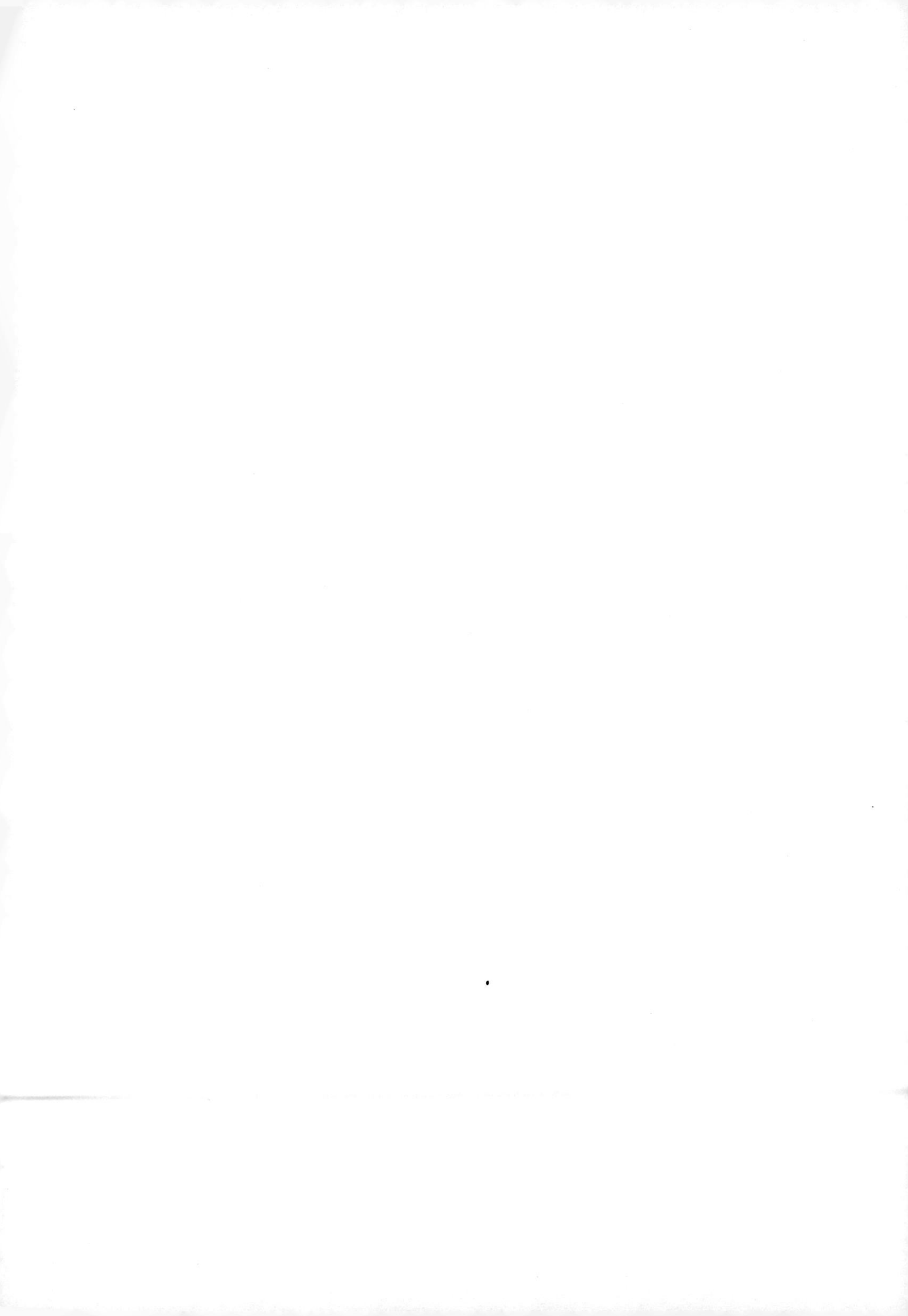